1910

Docteur ROCHE

STATIONS

Hydrominérales

et Climatériques

DU CANTON

DE

Sᵀ-PIERREVILLE

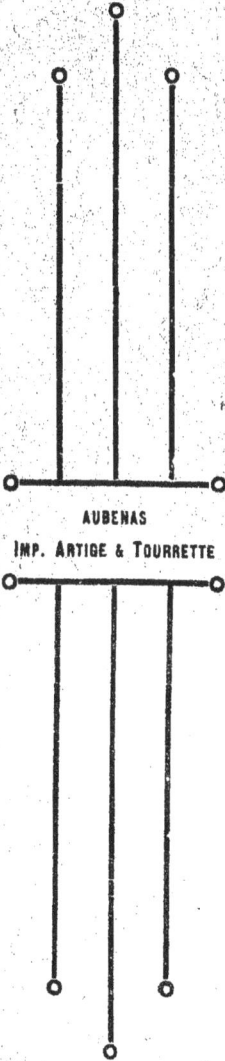

AUBENAS
IMP. ARTIGE & TOURRETTE

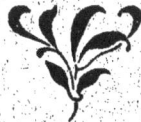

STATIONS
HYDROMINÉRALES & CLIMATÉRIQUES
du canton
St-PIERREVILLE

Docteur ROCHE

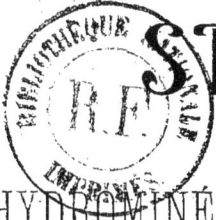

STATIONS

HYDROMINÉRALES & CLIMATÉRIQUES

du canton

DE S^T-PIERREVILLE

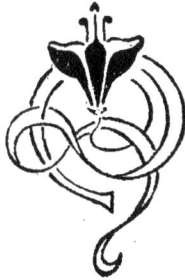

AUBENAS

IMPRIMERIE TYPOGRAPHIQUE ARTIGE & TOURRETTE

—

1910

STATIONS

HYDROMINÉRALES & CLIMATÉRIQUES

du canton de St-Pierreville

———————

Au citadin en quête d'une villégiature capable de reposer son
esprit et ses sens, surmenés par la vie intense de la ville, au
convalescent, qui a besoin d'air et de lumière pour réparer ses
forces, au malade, qui recherche l'action bienfaisante d'une eau
minérale, le canton de St-Pierreville offre avec toutes les ressources d'une station thermale froide, un véritable choix de
stations climatériques de moyenne et de grande altitude.

Marcols est connu depuis longtemps pour ses eaux bicarbonatées sodiques; Albon, St-Pierreville, Gluiras, St-Sauveur-de-
Montagut, St-Julien-du-Gua, se recommandent à l'attention des
touristes par l'action sédative et reconstituante de leur climat.

Le voyageur qui arrive à St-Sauveur par le chemin de fer de
l'Erieux ou l'autobus parti de Valence, pénètre dans le canton
en remontant la vallée de la Gluèyre, vallée sinueuse, étroite,
profonde, effrayante à force d'être accidentée, mais solitaire,
fraîche, attrayante autant que pittoresque. Un ingénieur d'ori-
gine suisse, M. Schatzmann, émigré au Chili, et qui devait par
conséquent s'y connaître, a dit un jour, en remontant cette
partie de la vallée de Gluèyre, en face des masses imposantes de
roches qui se dressent à pic des deux côtés du lit de la rivière:
c'est la Cordillère des Andes.

Pendant 8 kilomètres, la route de St-Sauveur à Marcols suit
la rive droite entre le lit du torrent, creusé de mille gouffres aux
contours variés et la masse imposante des rochers qui surplom-
bent la chaussée; puis elle change de rive et les prairies succèdent
aux rochers, le soleil à l'ombre, l'animation à la solitude. Vers le
11e et le 12e kilomètre débouchent deux embrachements: l'un à
droite, venant de Gluiras, l'autre à gauche venant de St-Pierre-

ville, qui n'est plus qu'à 3 kilomètres. Marcols est encore
à 10 kilomètres. A travers des prés toujours verts, sous
le couvert des châtaigneraies, au feuillage sombre, on
va parmi les fermes, les hôtelleries, les hameaux, les usines ; on
traverse le joli village d'Albon et Marcols apparaît, simple, rustique, mais délicieusement frais dans un véritable berceau de
verdure.

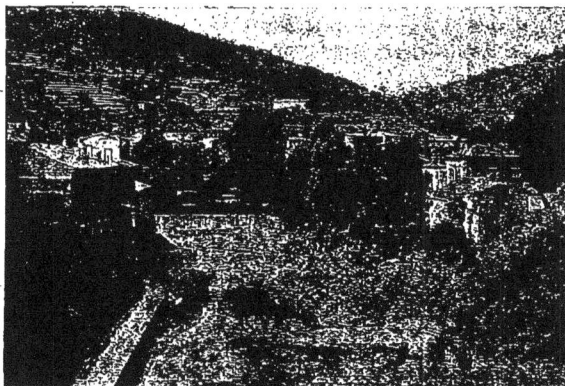

Vallée de la Glu ?ère

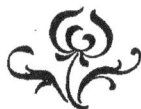

I. - MARCOLS-LES-EAUX

Station hydrominérale

Le climat de Marcols, tempéré par les forêts de pins et de châtaigniers qui protègent la station contre les vents auxquels sont en butte les cîmes environnantes et contre la chaleur qui s'emmagasine hatuellement dans les vallées, suffirait à lui seul pour séduire le touriste ; mais Marcols est avant tout une station hydrominérale ; c'est à ses eaux qu'il doit d'être connu dans tout le midi de la France et dans toute la région lyonnaise.

Cinq sources principales jaillissent du gneiss sur les bords de la Gluèyre. Ce sont, en remontant le courant : la source *Romaine*, connue depuis fort longtemps sous le nom de source *St-Julien*, alors que Marcols s'appelait encore St-Julien-d'Ursival ; la source *Salomon* ; la source *St-Janvier* ; la source du *Lion* ; la source de *Gaudhaire*.

Propriétés physiques et chimiques des eaux minérales de Marcols. Toutes les sources que nous venons de citer ont été classées dans les bicarbonatées mixtes, à côté des eaux de Vals et de Vichy ; elles constituent un des groupes les plus riches et les plus variés parmi les eaux alcalines. Dans son ensemble, le débit des diverses sources atteint 1500 litres par jour environ, et cette abondance a permis de capter chacune d'elles dans les conditions hygiéniques les plus favorables.

Leur température varie entre 8 et 12 degrés, température froide qui permet aux principes minéralisateurs de se maintenir en dissolution, et à l'eau de Marcols d'être transportable aux plus grandes distances sans rien perdre de ses propriétés médicinales.

D'une limpidité parfaite, pétillante par suite de sa richesse en acide carbonique libre, l'eau de Marcols, seule ou mélangée au vin, aux alcools, aux sirops, constitue une boisson agréable et inoffensive. Rien ne désaltère et n'ouvre l'appétit comme un verre d'eau minérale, additionné d'une cuilllerée de sirop de groseille.

Action physiologique et thérapeutique. o o Les personnes bien portantes peuvent à volonté et pendant fort longtemps, surtout à table, user des eaux de Marcols, sans qu'il en résulte le moindre inconvénient pour leur organisme ; on ne saurait, en effet, s'arrêter au léger surcroît d'activité manifesté par quelques intestins trop sensibles. Il n'en va pas de même chez les malades qui demandent aux eaux minérales l'amélioration de leur santé. Pour être bienfaisante, la cure hydrominérale doit être assujettie à certaines règles qui découlent de l'eau autant que de la nature du mal. Or, les diverses sources de Marcols, et c'est là un avantage immense pour les malades et les médecins, se distinguent nettement dans leur composition et leur effets. Sans doute, elles sont caractérisées par la présence constante du bicarbonate de soude et de l'acide carbonique libre, mais ces deux éléments se rencontrent dans des proportions très variables d'une source à l'autre ; de plus, ils se trouvent diversement associés à d'autres principes minéralisateurs. C'est ainsi que :

la source *Romaine et du Gauchaire* contient 2 gr. bicarb. de soude,
la source *Salomon*,   —   3 gr.   —
la source du *Lion*,   —   5 gr.   —

et que l'on trouve du protoxyde de fer dans la source *Romaine*, du chlorure de sodium et du bicarbonate ferreux dans la source *Salomon*, du bicarbonate de potasse et du sulfate de soude et de la magnésie dans la source du *Lion*.

D'une façon générale, les eaux de Marcols sont reconstituantes en ce sens qu'elles favorisent la nutrition par le surcroît d'activité qu'elles apportent dans l'assimilation et la désassimilation.

Tout le monde sait que le corps humain est un foyer de combustion qui absorbe les éléments nutritifs, les élabore, les brûle, les transforme, puis élimine leurs résidus. Pour une foule de raisons, un des organes préposé à l'une de ces fonctions, ou même tout un groupe d'organes, peut se trouver insuffisant dans l'accomplissement de sa tâche ; il appartient au médecin de rétablir l'équilibre avant la lésion définitive et les eaux alcalines s'offrent comme un régulateur incomparable.

L'eau de Marcols exerce une action directe sous tous les organes de la digestion ; elle modifie les fermentations de la bouche, elle excite, en passant, les glandes salivaires, elle réveille la sécrétion gastrique et la *motricité* de l'estomac, elle assainit, tonifie, assouplit l'intestin. Au contact des alcalins, le sang devient plus fluide, la circulation plus active et les échanges au niveau des tissus qui travaillent, en sont facilités ; l'alimentation se trouve favorisée par l'expulsion des déchets accumulés. Il est un organe entre tous qui se montre sensible à l'action bienfaisante de l'eau minérale, c'est le foie, ce gardien vigilant de l'intégrité de notre organisme qui a pour mission d'arrêter, de modifier, de neutraliser, de détruire tous les poisons que l'imprévoyance, la gourmandise, le manque de caractère et la fraude nous font introduire dans notre corps ; qui, pour protéger des organes nobles, comme le cœur ou le rein, contre les toxines d'une alimentation défectueuse, contre le tabac et contre l'alcool, se laisse hypertrophier sans qu'on s'en doute jusqu'à la sclérose ; le foie, au contact des eaux alcalines fortes, se débarrasse des poisons qui l'encombrent, la bile reprend son cours, la diurèse augmente et les frontières de la maladie se trouvent reculées.

Indications. Les indications des eaux alcalines de Marcols sont faciles à établir d'après leurs effets. Les malades de l'estomac et de l'intestin, non pas tous, mais ceux qui sont atteints de dyspepsie par insuffisance ou par perversion des fermentations gastriques, ceux qui se mettent à table sans appétit ou sont rapidement rassasiés, ceux qui souffrent de somnolence, de palpitations, de ballonnements, de crises gastriques après le repas, qui sont constipés ou présentent des alternatives de diarrhée et de constipation, voilà le premier groupe de maladie qui seront améliorés ou guéris à Marcols. Le deuxième groupe comprend tous les arthritiques quels qu'ils soient, rhumatisants, goutteux, neurasthéniques, diabétiques, obèses, qu'ils souffrent de névralgies, de migraines, d'eczémas, de furoncles, d'hémorroïdes, de congestions, de coliques hépatiques, de *lithiase* urinaire ; sur tous ceux-là, l'eau de Marcols possède une action véritablement élective, en raison même de ses propriétés oxydantes, elle lave, elle stimule, elle régénère les éléments anatomiques engourdis par la diathèse. Dans un dernier groupe, se rangent les anémiques et les convalescents des maladies infectieuses telles que la grippe, soit que leur appétit se trouve augmenté, soit que le sang appauvri trouve dans l'eau les principes minéraux qui lui permettent de se reconstituer, ceux-ci accroissent rapidement leur résistance et reviennent en quelques jours à l'état normal.

Contre-indications. En raison même de l'efficacité de la cure hydrominérale de Marcols, certains malades doivent en être écartés. Ce sont les tuberculeux parvenus au second degré, les cardiaques, les porteurs de néoplasmes ou de manifestations artérioscléreuses avancées, les épileptiques, les dyspeptiques atteints d'hyperchlorhydrie ou d'ulcère de l'estomac, enfin les fébricitants.

Nous signalons cependant à ces derniers le service inestimable que nous rend l'eau de Marcols, pour faire tolérer le régime lacté dans toutes les maladies infectieuses. Une tasse de lait sera acceptée toutes les deux heures, si l'on a soin de l'additionner d'un peu d'eau minérale et si l'on oblige le malade à se rincer la bouche avec quelques gorgées de la même eau, après chaque tasse. Il n'est pas jusqu'aux gastro-entérites des nourrissons qui ne soient heureusement influencées par l'ingestion de quelques cuillerées d'eau minérale entre les prises de lait ; toute ménagère assez prévoyante doit avoir en réserve, dans un endroit frais, quelques bouteilles d'eau de Marcols.

DOCTEUR ROCHE.

St-Pierreville.

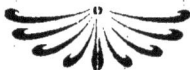

II. - MARCOLS-LES-EAUX

Centre de séjour et d'excursions

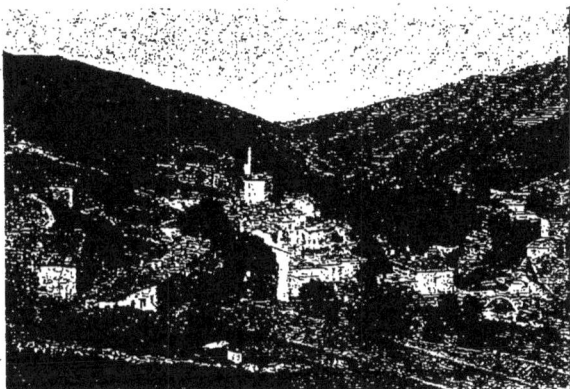

Marcols-les-Eaux. — Vue générale

MARCOLS. « Grosse bourgade pittoresquement échelonnée sur la côte pénible dans un paysage dont Vals serait jaloux. Quelques hôtels, un théâtre et deux ou trois visiteurs de marque feraient surgir une station où l'on aurait l'hydrothérapie complétée par la cure d'air. » (Jean Volane.)

Au villégiateur, Marcols n'offre encore à l'heure actuelle que les agréments que procurent la fraîcheur de son climat, l'ombre de ses châtaigneraies et l'aménité de ses habitants.

Donc, ni casino, ni salles de jeux et autres distractions bruyantes et .... coûteuses, que l'on trouve dans la plupart des stations à la mode. Cela peut venir, du reste, et Paris, comme on l'a dit, ne s'est pas fait en un jour.

Marcols, connu depuis longtemps pour ses eaux minérales, n'avait pas songé jusqu'ici à devenir une station thermale. Mais ayant obtenu officiellement après les démarches et formalités d'usage, la dénomination de Marcols-les-Eaux, noblesse oblige.

Pour la première fois, des fêtes ont été organisées au mois de juillet dernier pour faire connaître notre localité et y attirer des visiteurs. On a réussi en partie, grâce au concours offert dans la circonstance, par la société naissante des Autobus et à l'initiative de personnes dévouées. Quelques concerts donnés sous l'habile direction de M. Odeyer, le sympathique chef de la *Philarmonique de Valence,* ont beaucoup contribué à donner certain jour à notre localité, l'aspect d'une vraie ville d'eaux.

D'accès facile aujourd'hui, grâce au service d'autobus établi entre Valence, la vallée de l'Erieux et Marcols-les-Eaux, le séjour à Marcols est facilité encore par des hôtels offrant assez de confortable et à des prix modérés, par quelques distractions que le touriste pourra se procurer s'il a le goût de la pêche, de la chasse et des excursions.

Marcols est un centre de séjour et un centre d'excursions des mieux situés. Le simple promeneur trouvera aux abords de la localité : le château de Lavalette-Chabriol, caché sous les grands arbres de son petit parc, égayé par le chant d'une multitude de petits oiseaux, agréable petite promenade, refuge impénétrable contre les ardeurs du soleil ; les rives de la Gluèyre avec visite obligée aux sources.

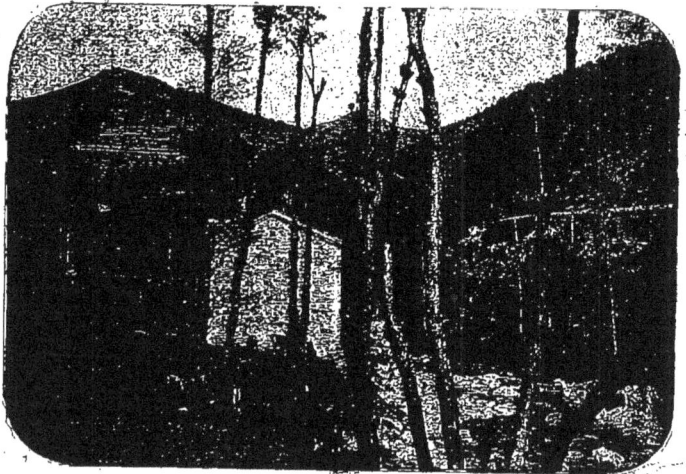

Marcols-les-Eaux. — Bords de la Gluèyre et source *Salomon.*

Dans un rayon de 3 ou 4 kilomètres, le touriste, pour se faire des jambes et se préparer à de plus importantes courses, pourra visiter les ruines du Prieuré, d'où la vue embrasse la partie haute de la vallée de Glueyre et perçoit la cîme de Don ; Don et ses ruines de château féodal, d'où la vue s'étend sur toute la chaîne des Boutières.

Dans un rayon plus étendu encore, Mézilhac, par où on pénètre dans la haute montagne, le sommet du Champ-de-Mars, d'où l'on découvre Vals, Aubenas et le Bas-Vivarais avec la chaîne du Tanargue, seront un but excellent de promenade, qui satisferont la curiosité et procureront pour le retour un robuste appétit.

Enfin comme buts d'excursions plus étendues, nous citerons Lachamp-Raphaël et le Ray-Pic, le Gerbier de Jonc et la source de la Loire, le Mézenc et l'Abbaye de Bonnefoy, le lac d'Issarlès même ; ces excursions devant être facilitées d'ailleurs dans une large mesure par l'extension future du service d'Autobus Drôme-Ardèche, de Marcols sur Mézilhac, Lachamp-Raphaël, le Béage et le lac d'Issarlès.

Si le touriste est en même temps archéologue, s'il aime à revivre l'histoire du passé, il constatera que dans la région de Marcols et ses environs, comme dans tout le Vivarais, selon la juste expression de Melchior de Vogüé, il n'y a pas de « *contrée plus originale et surtout plus contractée, il n'y en a pas où l'histoire de la terre et des hommes soit écrite sur le sol en caractères aussi clairs, aussi vivants* ».

Le Champ-de-Mars et sa voie romaine évoqueront en son esprit la conquête de l'ancienne Gaule par Jules César ; l'oppidum romain y fut dressé à côté du camp de Brennus dont le nom est resté à la ferme de Brinchamp.

Champ-de-Mars lui rappellera encore dans un temps beaucoup plus rapproché les débuts de la télégraphie, avec les restes de la tour où fut installée le télégraphe à signaux, inventé par les frères Chappe.

Les ruines du Prieuré et de Don lui rappelleront l'époque de la féodalité et les luttes des temps modernes. Le Prieuré, ancienne église de la paroisse de St-Julien-d'Ursival, construite par les moines du couvent de St-Chaffre vers l'an mille, était située sur une éminence exactement au centre de la paroisse ; incendiée par un parti de protestants, au temps des guerres de religion, l'église fut démolie et remplacée par l'église actuelle, bâtie avec les matériaux de l'ancienne dans un style rustique, fruste même (il devait falloir à ce moment reconstruire vite et à bon marché). A l'époque de la reconstruction, l'agglomération actuelle du village de Marcols avait commencé à se former, une des maisons ou fermes près de l'église portait le nom de Marcou (diminutif de Marc). Pour aller à la messe on allait à Marcou, d'où le nom de Marcol, puis Marcols ayant remplacé pour désigner la localité, le nom de St-Julien-d'Ursival. Ce nom de St-Julien-d'Ursival ayant subsisté néanmoins pour désigner la paroisse, ainsi que l'indiquent les actes et écrits s'y rapportant.

St-Julien-d'Ursival qui est sans doute le même que St-Julien-du-Gua a dû être le premier apôtre de nos régions bien reculées et bien sauvages à une certaine époque.

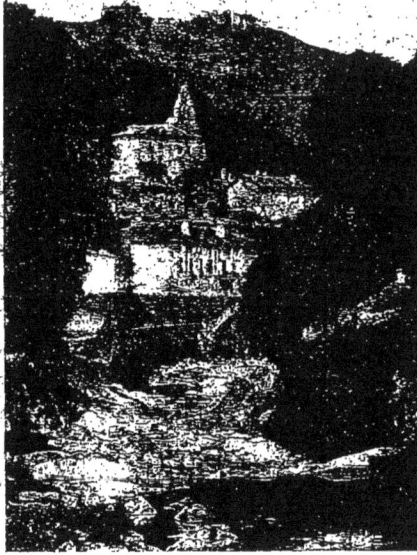

Marcols-les-Eaux. - La Rivière, le Pont et l'Eglise.

Ainsi que le dit le docteur Francus dans son *Voyage autour de Privas* : « Le paysage de nos vallées a quelque chose d'imposant « dans sa sauvagerie, il fait comprendre le caractère indépendant « et mystique de l'habitant des Boutières, s'il est un peu ours, il « ne faut pas oublier que toutes nos vallées formaient le royaume « des Ours, c'est-à-dire la contrée où d'après les appellations « existantes Orsane, St-Julien-d'Ursival, le hameau de Wors, « etc., les ancêtres de l'Ours se sont le plus longtemps « maintenu ».

Le fief de Don relevait des comtes de Launay d'Antraigues. Don, vendu aux protestants, devint un refuge et un centre de résistance pour les réformés et fut détruit par le capitaine Chaba-lier, sur l'ordre de Richelieu, après la prise de Privas par les troupes royales en 1629, en même temps que les châteaux de la Tourette, Chalencon, La Chèze, Pierregourde.

Les terres de Don passèrent à la famille Descourts, de la religion réformée, dont un membre est qualifié dans les actes de l'état civil remontant au temps de Louis XV, de maire perpétuel de Marcols. La famille Descourts devait certainement jouir à cette époque, pour qu'un de ses membres fût investi de cette qualité, d'une autorité et d'un prestige considérables et comme dans l'armée, où quelquefois un grade élevé était accordé à un simple roturier, une charge civile importante pouvait être conférée à un fidèle de la religion réformée, malgré les règlements, les usages et les mœurs du temps.

Les Descourts s'établirent, par la suite, au château du Roux ; ledit château devint la propriété de la famille Dejoux-Ambert et en dernier lieu de la famille Hercule Giraud. Sur la porte du vieux manoir on peut lire encore :

1677

L'HOMME SAGE BATIT SA MAISON
SUR LE ROCHER (Mathieu, 7, v. 24)

IEAN PIERRE DESCOVRTS

Les manoirs, dans la région de Marcols, étaient assez nombreux, et les familles nobles ou prétendues nobles aussi, ainsi que le constatent les vieux actes de l'état civil de la commune. On trouve dans les registres les de Lavalette-Chabriol qui ont, pendant longtemps, administré la commune. Un de Lavalette fut grand-maître de l'ordre des Chevaliers de Malte. L'île de Malte, Capi-

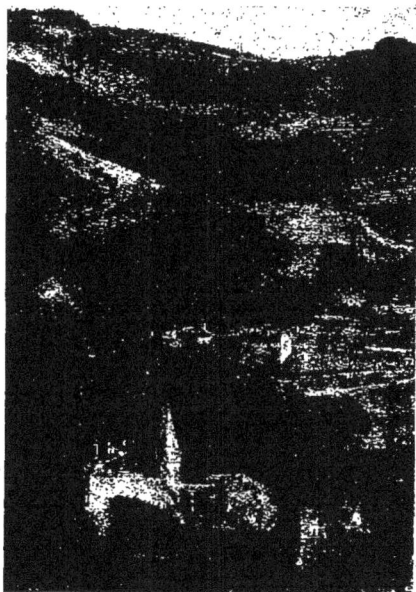

Marcols-les-Eaux. - Château de Lavalette-Chabriol.

tale, La Valette (en italien Citta-Valetta). Les Blanc de Molines, seigneurs de Malet, alliés aux Descourts de Don et de la Blache de St-Pierréville, les sieurs de Serrepuy, de la Bouisseyre, de la Blache, une dame d'Albon, originaire d'Albon (Dauphiné) a donné son nom à Albon de Marcols ; un sieur de Serrepuy a introduit dans le pays l'industrie du moulinage.

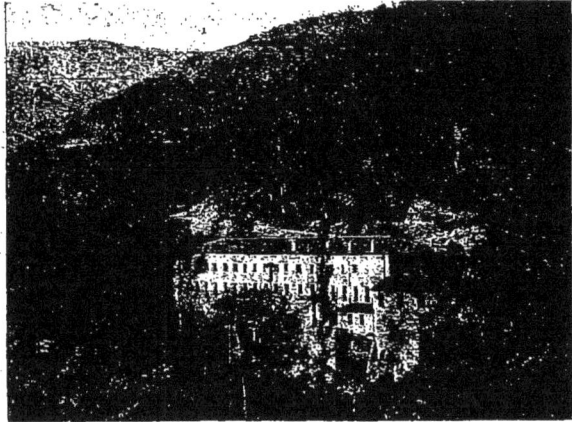

Marcols-les-Eaux. - Usines de l'Impériale

SERREPUY. Sur l'ancienne route de Marcols à St-Pierreville, est un site magnifique de verdure et de fraîcheur. Sur un mamelon dominant la vallée de Gluèyre on jouit d'une très belle vue. Autrefois lieu de l'assemblée, on s'y rendait chaque dimanche, jeunes et vieux, et après le sermon, les distractions champêtres. On y buvait sa pinte, on y faisait sa partie de boules.

Le temple ayant été rebâti à Albon et les communications s'étant établies par la route le long de Gluèyre, Serrepuy à été totalement délaissé au profit d'Albon.

ALBON. A 3 kilomètres de Marcols, est bien le village le plus coquet et le plus hospitalier de la région. « On y arrive par une route exquise. Le village d'Albon s'al- « longe sur les bords de la Gluèyre, enjambant la rivière à l'aide « d'un vieux pont et à voir ses maisons blanches et roses, sa « route large et plane formant quai, ses cafés aux tentes de toile « rayée, on a l'impression d'une bourgade des pays chauds

« enchâssée dans un écrin d'arbres verts. Il y manque cepen-
« dant quelques lauriers-roses. » (Jean Volane.)

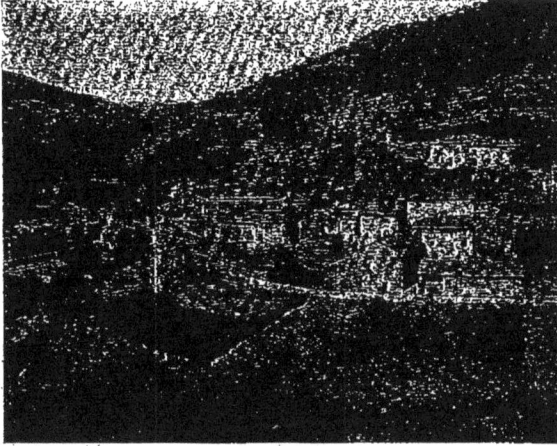

Albon. - Vue générale.

Albon jouit à la fois des avantages d'une station hydrominérale
puisqu'il n'est qu'à peu de distance de Marcols, et de ceux d'une

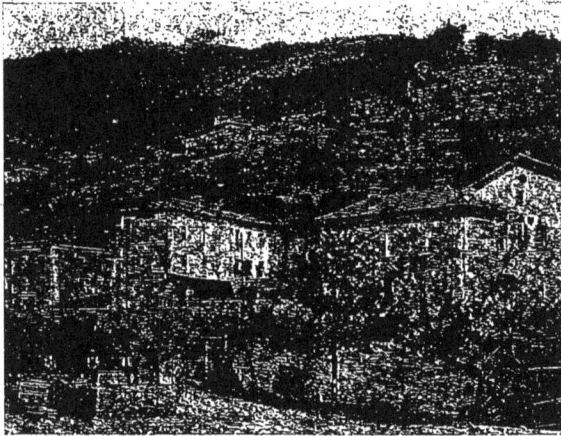

Albon. - Les quais et l'Hôtel Thérond.

station climatérique, puisqu'il est à 600 mètres d'altitude dans
une situation particulière sur les bords mêmes de la Gluèyre,

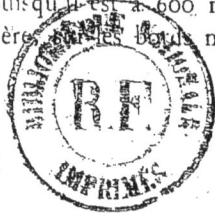

encaissé par de hautes montagnes qui resserrent fortement la vallée, mais protègent cette station contre les vents généraux ; on pourrait dire du climat d'Albon tout ce que nous allons dire du climat de St-Pierreville. Nous ferons seulement observer que l'air plus humide, plus calme, doit entraîner une température

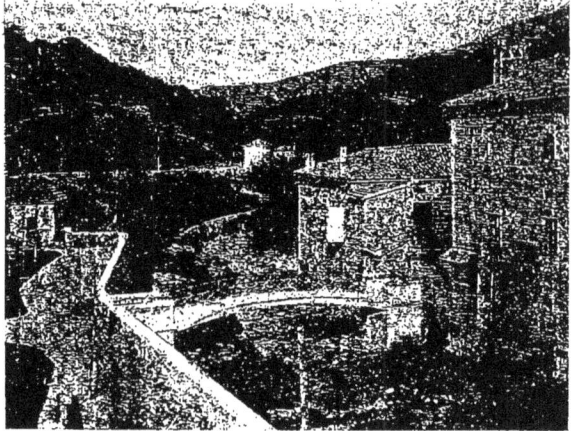

Albon. - Jardin, Passerelle et Usines de la Sauzet.

légèrement plus élevée, plus régulière aussi. Dans ces conditions le climat d'Albon possède des propriétés sédatives plus marquées qui nous feront conseiller ce séjour aux nerveux, aux délicats, aux cardiaques, aux emphysémateux trop sensibles à l'incitabilité des stations plus élevées.

Continuant à suivre dans ses méandres la capricieuse rivière de Gluèyre, après avoir salué au passage le vieux manoir de Praz, qui a vu naître Pierre Marcha, l'auteur présumé des *Commentaires du Soldat du Vivarais*, nous passons le pont du Rastelayre et après 3 kilomètres, arrivons en vue de St-Pierreville.

ST-PIERREVILLE. « Avec ses maisons rangées le long des « trois routes qui aboutissent là, on « dirait une immense croix tombée à mi-côte sur une colline « rayée de cultures. Un clocher, le seul du canton méritant ce « nom, domine les toits émergeant de-ci, de-là : toits de cafés, « de restaurants et d'hôtels à belles enseignes, toits de maisons

« bourgeoises et d'ateliers............ Si cette bourgade n'a
« rien au point de vue monuments et séduisante ordonnance des
« rues, elle peut être fière de ses environs et le touriste mar-
« che dans un rêve enchanté. » (Jean Volane.)

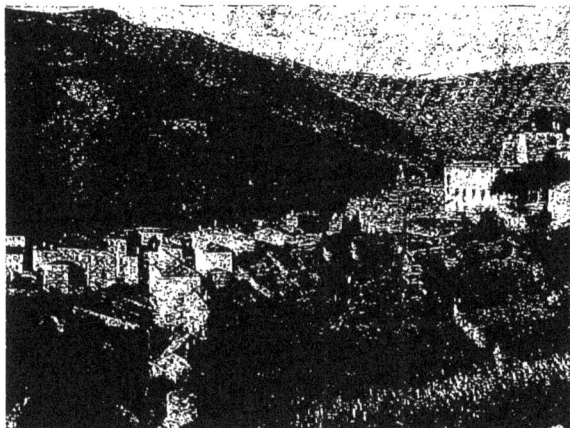

St-Pierreville. – Vue générale.

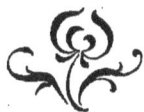

St-Pierreville

Station estivale de moyenne altitude

(6co mètres)

❧

Situation. Dans le dernier repli d'une colline qui se détache d'un des plus beaux contreforts du Mézenc et qui vient mourir sur les bords de la Gl:èyre, à mi-côte, sur le versant méridional, St-Pierreville étage ses maison.

A ses pieds coule la Véyruègne, petit torrent dont les eaux infidèles quittent souvent le lit pour les canaux des usines ou les béalières qui arrosent les prairies des deux rives.

Tout autour, aussi loin que la vue peut s'étendre, les montagnes environnantes se parent de forêts luxuriantes où le châtaignier, le hêtre, le chêne et le pin se partagent le sol à leur convenance ; en sorte que les pentes si elles sont abruptes n'apparaissent jamais dénudées.

Un grand nombre de routes partent de St-Pierreville dans toutes les directions, offrant chacune une exposition et des points de vue différents, mais les communications se font surtout par la vallée de la Gluyère, que sillonnent les autobus et les diligentes allant sur Valence ou Marcols.

Climat. Par sa situation, St-Pierreville jouit d'un climat qui réunit toutes les conditions requises pour placer cette localité parmi les stations estivales de moyenne altitude les plus recherchées.

Ce climat est à la fois tonique et sédatif. Tous les hôtes de passage que nous avons pu interroger nous ont avoué avoir dormi d'un profond sommeil et ceux qui prolongent leur séjour, se sentent rapidement plus alertes sous la double influence des nuits réparatrices et des journées stimalantes.

Le climat de St-Pierreville est tonique par le seul fait que nous sommes à 6co mètres d'altitude et dans le voisinage immédiat des hauts plateaux que couronnent le Mézenc ; or, l'air de ces régions est universellement connu pour ses effets excitants.

Plus pur que l'air de la plaine, plus riche en ozone, plus sec et plus froid sous une insolation plus grande, l'air des montagnes augmente l'appétit, favorise la nutrition, stimule le système nerveux, et par dessus tout, provoque l'élimination d'une plus grande quantité d'acide carbonique par les poumons.

L'ensemble de ces effets se traduit par une sensation de bien-être et de force qui se manifeste invariablement chez les touristes habitués à la plaine.

Nous avons vu des personnes en apparence frêles et frileuses nullement entraînées à la marche, faire sans fatigue la rude excursion du Ray-Pic et supporter allègrement le froid très vif de l'hiver sur le plateau de Lachamp-Raphaël. Cette vaillance inaccoutumée était certainement due à l'activité plus grande de tout l'organisme sous l'influence de l'air.

Mais si le climat d'altitude produit des effets merveilleux sur les personnes dont l'énergie a besoin d'être remontée, il présente aussi quelques dangers qui sont d'autant plus à craindre qu'on est plus nerveux et moins souple ; l'insomnie n'est pas rare dès qu'on atteint 1000 ou 1200 mètres et les variations brusques de l'humidité et de la température rendent ces régions inhabitables aux tousseurs, aux rhumatisants, aux cardiaques, aux vieillards.

Le climat de St-Pierreville possède à un degré certainement moindre les propriétés stimulantes des climats d'altitude ; en revanche, il est exempt de leurs inconvénients et joint à ses propriétés toniques des effets sédatifs qui sont également recherchés.

Les hygiénistes s'accordent à reconnaître que les meilleurs climats sont ceux dont la température présente les plus petites variations dans la même journée et d'une journée à l'autre. Cette condition se trouve réalisée dans toutes les localités que leur situation met sous la protection des montagnes, avec des forêts, des prairies et les sources dans le voisinage.

C'est le cas des stations de moyenne altitude auxquelles appartient St-Pierreville.

Exposition. Le premier homme qui construisit à l'endroit où s'élève aujourd'hui St-Pierreville fut certainement guidé par le désir d'être en vue du soleil, du matin jusqu'au soir, tout en restant à l'abri des vents et de l'humidité.

Pour cette raison, il choisit une vallée toujours ouverte aux rayons du soleil et fixa sa demeure sur le versant exposé au midi à égale distance de la crête et de la rivière.

Les habitants qui sont venus par la suite se grouper autour du premier occupant semblent avoir obéi aux mêmes préoccupations en sorte que nos maisons se trouvent orientées de façon à recevoir la plus grande quantité d'air et de lumière possibles.

Les vents généraux de la région qu'ils soufflent du nord ou du midi n'ont aucune prise sur St-Pierreville, soit que la colline sur laquelle il se dresse le protège directement, soit que cette colline elle-même se trouve au centre d'un amphithéâtre formé par des montagnes beaucoup plus élevées contre lesquelles se brise la violence des vents.

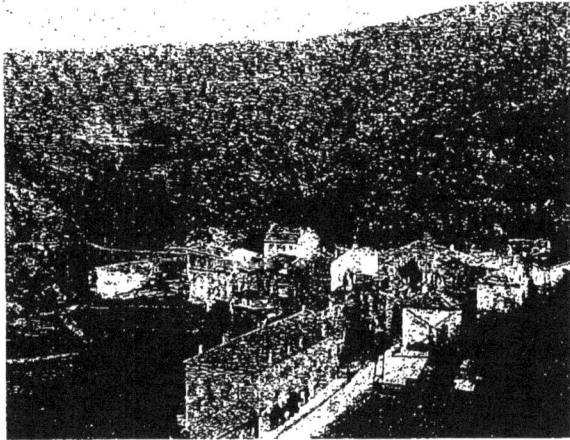

St-Pierreville. - Vue de la Placette.

Un air calme et ensoleillé, voilà déjà deux conditions essentielles pour une bonne station climatérique.

Cependant une insolation trop grande et un calme excessif pourraient nuire à l'uniformité de la température ainsi qu'à la pureté de l'air, si rien ne venait atténuer leurs effets.

C'est ici qu'interviennent la végétation et les vents locaux.

Nature du sol ; Végétation. o o D'une façon générale, les terrains dénudés s'échauffent dans de grandes proportions pendant le jour et se refroidissent d'autant pendant la nuit ; plus on est élevé, plus ce phénomène est sensible ; il en résulte des variations considérables dans la température.

Avec un sol recouvert de prairies et de forêts, pareil inconvénient n'est plus à craindre. A la surface des prés comme sous la
futaie, l'air emprunte à la terre une certaine quantité de vapeur
d'eau qui possède cette propriété remarquable d'absorber les
rayons solaires, elle se comporte comme un écran qui protège
le sol contre l'ardeur du soleil et s'oppose au rayonnement nocturne ; il s'en suit que la température des pays boisés est
beaucoup plus uniforme que partout ailleurs, sous ce rapport,
St-Pierreville paraît favorisé. Les températures relevées pendant
les mois de juillet et août aux diverses heures de la journée à
l'ombre, nous ont donné un écart moyen de 5 degrés, alors que
cet écart est de 6 degrés au bord de la mer ; de 10 à 15 degrés
sur les hauts plateaux.

Sans aucun doute, c'est au voisinage immédiat des prairies
qu'on arrose abondamment, c'est aux forêts d'arbres à feuilles qui
entourent le village de tous côtés, que nous devons en grande
partie la fraîcheur relative des jours d'été et la tiédeur des nuits.

Mais cette fraîcheur serait insuffisante et l'air paraîtrait moins
pur si les vents locaux n'entretenaient dans l'atmosphère une
agitation bienfaisante.

Vents locaux. Tout le monde sait que le vent renouvelle
les couches d'air en contact avec le corps,
qu'il accélère l'évaporation, qu'il entraîne une déperdition de
chaleur.

On redoute avec raison les vents froids et violents, parce
qu'ils exposent à un trop grand refroidissement ; d'autre part
l'absence de tout courant d'air s'accompagne d'une action dépri-
mante sur l'organisme.

Il faut donc rechercher un vent sec ni trop froid, ni trop fort dont
les effets seront cependant suffisants pour brasser l'air autour
de nous et entretenir une évaporation modérée.

Les vents locaux font rarement défaut dans les régions
montagneuses ; à St-Pierreville, le vent se lève vers 9 heures du
matin et souffle du levant au couchant en remontant la vallée
de la Veyruègne, c'est un simple déplacement d'air occasionné
par l'inégal échauffement du sol de la vallée et des sommités
voisines. Après le coucher du soleil, le courant s'établit en sens
inverse, l'air froid du Champ-de-Mars venant remplacer les couches plus chaudes des bas-fonds.

Nous ne saurions trop attirer l'attention des touristes sur les bienfaits des vents locaux qui règnent dans toutes les vallées du canton de St-Pierreville. Non seulement ils ne sont pas à redouter, mais ils doivent être recherchés dans une certaine mesure, même par les malades, serait-ce parce que le vent active les fonctions de la peau et favorise la combustion, serait-ce parce qu'il excite l'appétit, toujours est-il que le vent est un puissant stimulant.

Nous connaissons certainement mal l'influence du vent sur l'organisme, mais quand on aura mieux précisé ses avantages et ses inconvénients, ses indications et ses contre-indications quand on pourra s'exposer à ses effets en connaissance de cause, le vent pourrait devenir un moyen de guérison au même titre que le massage ou l'électricité.

Indications.   Aux avantages d'une exposition ensoleillée, aux bienfaits d'une végétation abondante, aux ressources d'un vent local régulier, le climat de St-Pierreville doit ses propriétés toniques et sédatives. Sans compter le bien-être que les touristes éprouvent à se soustraire aux chaleurs accablantes de la plaine, ni l'agrément de nos routes exemptes de poussière, ni le charme de nos bois, le climat de montagne est encore favorable à une foule de malades.

D'abord les anémiques dont les couleurs reviennent à vue d'œil sous l'influence de l'altitude, puis ceux qui ont perdu le sommeil et l'appétit, soit par le surmenage, soit par la vie dans un air confiné, les neurasthéniques, les lymphatiques, les cardiaques eux-mêmes, les prédisposés à la tuberculose trouveront à St-Pierreville, avec un air favorable, tous les éléments d'une alimentation reconstituante : viande provenant de moutons renommés pour leur qualité, poissons de rivière, œufs, laitage et gibier en abondance.

ST-PIERREVILLE

La Science a parlé ! dans son noble langage
Elle a dit les bienfaits de ton air frais et pur,
La vertu de tes eaux, je veux à mon village
Maintenant te chanter sous ton beau ciel d'azur.

Eh quoi ! n'aurais-tu pas aussi ta poésie,
Tes attraits pour charmer le regard et le cœur ?
Le printemps radieux, faisant naître la vie,
Ne t'offrirait-il point un peu de sa splendeur ?

Il faut le voir passer dans la campagne en fête,
Semant sur le gazon de gracieuses fleurs
Comme pour en former une riche palette
Où le peintre aurait mis ses plus vives couleurs.

Alors, abandonnant leur chaumière enfumée,
Les enfants des hameaux vont par groupes joyeux
Cueillir à pleines mains une gerbe embaumée,
De pétales de pourpre orner leurs blonds cheveux.

De la base au sommet, une jeune verdure
Tapisse la montagne au front majestueux.
Oh ! qu'il fait bon l'été rêver sous la ramure
N'avoir pour horizon que le bois et les cieux !

Ici, le promeneur trouve des bancs de mousse
Et tout en écoutant le refrain de l'oiseau,
Il peut suivre des yeux une petite source
Qui murmure en allant rejoindre le ruisseau,

En portant le tribut de son onde limpide
A la Gluèyre, au flot profond et tapageur,
Qui cache dans son sein, sous une roche humide,
Le poisson frétillant guetté par le pêcheur.

Dans son brillant miroir par moments se réflète
L'ombre d'un moulinage ou, quand luit le matin,
Aux premiers feux du jour, l'ouvrière s'apprête
A nouer en chantant le fil soyeux et fin.

Tout sourit, tout rayonne, en ce coin de nature
Oh ! qu'il se garde ainsi pour que longtemps encor,
Sûr les verts châtaigniers qui forment sa parure
Le soleil à foison jette des flammes d'or !

Et vous qui, fatigués des fêtes de la ville,
Désirez quelques jours le grand calme des champs,
Venez lui demander l'existence tranquille
Et la saine douceur des plaisirs reposants.

ANGÈLE DE BESSE.

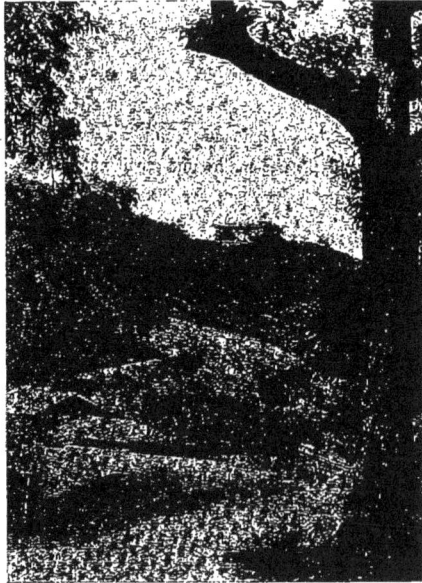

GLUIRAS

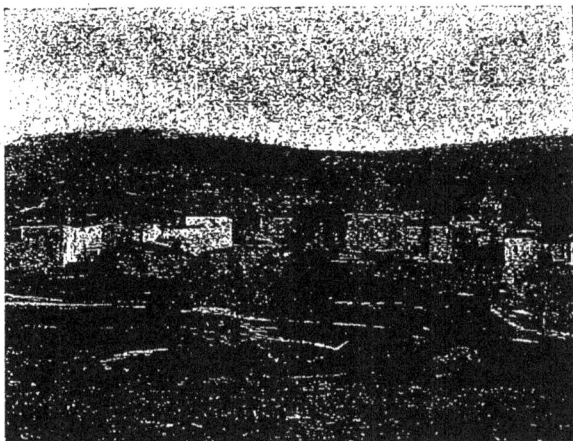

Gluiras. — Vue générale.

A 800 mètres d'altitude, à égale distance de St-Sauveur-de-Montagut et de St-Pierreville, Gluiras se dresse sur un plateau qui domine les deux vallées de l'Erieux et de la Gluèyre.

Après les plateaux de St-Agrève et de Lachamp-Raphaël, le plateau de Gluiras est certainement celui qui possède au plus haut degré tous les avantages des stations d'altitude, avec cette différence que leurs inconvénients s'y trouvent de beaucoup atténués.

L'air y est parfaitement pur, soit que les forêts de pins qui entourent le village agissent sur lui comme un filtre et le débarrassent de ses impuretés, soit que le sol siliceux de toute la contrée se prête mal à la formation des poussières.

Par suite d'une insolation intense pendant le jour et d'un rayonnement nocturne considérable, l'air de Gluiras est plus sec, plus froid, que dans les autres stations du canton de St-Pierreville ; il est aussi plus agité, le village étant sur un plateau exposé à tous les vents. Pour toutes ces raisons le climat de Gluiras peut être considéré comme un climat de grande altitude, malgré l'élévation moyenne du village. C'est donc pendant les mois chauds de l'été que les touristes trouveront à Gluiras, un séjour des plus agréables. Quant aux malades, nous pouvons affirmer que les anémiques, les prédisposés aux affections de la poitrine, tous les déprimés en général, bénéficieront au plus haut point des propriétés stimulantes de l'air de Gluiras ; les asthmatiques, les tousseurs, les cardiaques, les nerveux trop sensibles, devront chercher une station moins élevée.

Pays de chasse, peu fatiguant, jouissant d'une vue merveilleuse sur la chaîne des Alpes et sur les Boutières, Gluiras ne saurait manquer d'attirer l'attention des touristes.

Trois routes très bien entretenues et d'un pittoresque achevé conduisent respectivement à St-Pierreville, à St-Sauveur-de-Montagut (gare), à Chalencon (gare), en attendant qu'un service de ballons, avec station obligée sur notre plateau (l'idée est paraît-il dans... l'air), nous permette d'utiliser la grande voie des aviateurs.

Enfin, archéologues et historiens trouveraient ici un vaste champ ouvert à leur curiosité. Gluiras possède, en effet, la magnifique coulée de roches de Fourbaut, qui fait pleurer de joie, autant que de fatigue, ceux qui la visitent ; le château historique de Tournay et le vieux manoir féodal de St-Jean, dont les ruines majestueuses semblent encore braver l'œuvre du temps et des hommes.

· A l'ancien hôtel Gras, bien connu des gourmets de la région, tenu actuellement par M. Vinson, à l'hôtel Blachier, aux restaurants Peyron, Manson, Faure, Michel, voyageurs, touristes, chasseurs, trouveront toujours bon accueil et bon gîte.

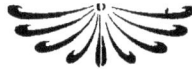

St-SAUVEUR-DE-MONTAGUT

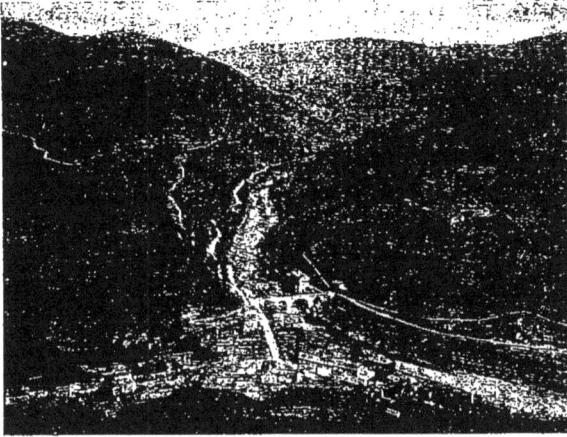

St-Sauveur-de-Montagut et la vallée de l'Erieux

Nous empruntons au bulletin officiel du Syndicat d'initiative du Vivarais, l'intéressante description qui suit :

Le coquet village de St-Sauveur-de-Montagut, un peu ignoré jusqu'à ce jour, est appelé de par sa situation, absolument merveilleuse, à devenir un centre de villégiature de tout premier ordre. Une petite présentation semble donc nécessaire aux membres du S. I. V., ou aux lecteurs de son intéressant bulletin.

Bon nombre de voyageurs qui ne connaissent de St-Sauveur, que la station du C. F. D., croient que le village enfoui au fond « d'un Cros » manque de soleil et de lumière, et que les habitants bien mal partagés sous ce rapport, sont obligés de lever la tête bien haut pour apercevoir la moindre parcelle de firmament. Cette impression première est, du reste, absolument erronée ; soleil et lumière y abondent, de même que les coins ombragés les plus poétiques. St-Sauveur, à la vérité, occupe la lisière d'une vaste gorge, très ouverte, ceinturée par quatre vallées au fond desquelles glissent sur les granites, quatre rivières de cristal. Ce sont les vallées et rivières de l'Erieux, Auzène, Gluèyre et Orsane.

Le village, accroché aux flancs de Montagut, bénéficie, même pendant la canicule, des frais zéphirs qui dévalent des sommets, dès que Phœbus a tourné « la sérène », Col de Tauzuc. On retrouve alors à St-Sauveur les crépuscules grandioses des bords de la mer et les nuits calmes embaumées des hauts sommets Valaisans. Les variations brusques de température y sont inconnues ; aussi y jouit-on des avantages des altitudes élevées sans en avoir les inconvénients.

Le touriste plein d'ardeur, ou le surmené par « le strugle for life » auxquels la cure d'air est salutaire, abandonnent momentanément leurs besoins journaliers pour · s'en créer d'autres, imposés par la villégiature. Il faut au touriste, le centre de séjour d'accès facile, des hôtels confortables et de multiples distractions. De par sa situation unique et ses sites merveilleux, St-Sauveur, satisfait à toutes ces conditions.

On quitte les rapides à Valence, les express à Livron, et, en moins de deux heures, grâce à la Compagnie des C. F. D. et aux autobus, on débarque, après avoir parcouru 25 kilomètres de cette si pittoresque vallée de l'Erieux. Cyclistes et automobilistes, non moins favorisés, peuvent y accéder par des routes serpentines admirablement bien entretenues. Les garages n'y font point défaut, pas plus que les artistes mécaniciens. Cette rapidité de communication est toujours appréciée par les touristes, lesquels, dans notre siècle de vie électrique, ont horreur profonde de l'antique patache, si chère à nos ancêtres, comme encore de nos jours aux esprits rétrogrades.

St-Sauveur possède de bons hôtels appréciés des voyageurs privadois, valentinois et annonéens. Les menus sont régulièrement décorés de truites, lièvres, perdrix, etc., et finement arrosés par les vins exquis du pays.

Comme distractions, rien ne manque au touriste, qui n'est pas hanté ou fasciné par les tables de jeux, mais épris de tous les passe-temps propres à reposer l'esprit et les nerfs !

A moins d'une portée de fusil, on visitera les ruines imposantes du vieux castel de Montagut ; les fermes de la Seycherie, de la Brugière, de la Coste, de Garayt et de Reboulet, dont la construction remonte au XVIᵉ siècle ; les sources minérales de Maléon, Dupré et St-Sauveur. Enfin, on examine avec curiosité la porte sculptée qui donnait accès au manoir des Château-vieux, jadis seigneurs et maîtres du pays. Les usines électriques, moulinages et tissages, seront de nature à intéresser aussi bien les adultes que les jeunes des sexes.

Comme excursions en montagne et par routes carrossables nous citerons :

1º **Gluiras,** par la Fargatte avec retour par l'Erieux ou la Gluèyre (950 et 1037ᵐ). Forêts séculaires, beaux pâturages et panorama grandiose sur les Alpes et les Cévennes.

2º **Col d'Ailhandre,** par la Roche et retour par St-Michel et le Moulinon (800ᵐ.). Vue du plateau de Vernoux, sites Corses, ormeau d'Henri IV et peupliers de 1789 et 1848.

3º **Mézillac,** (1:55ᵐ), par Tauzuc, Marcols-les-Eaux et retour par la Gluèyre (Zone des plateaux et eaux minérales de grands crus).

4º **St-Julien-du-Gua,** par la vallée sauvage et abrupte de l'Auzène, avec retour par la ravissante vallée de la Pervenche et St-Etienne-de-Serres. (Visiter le château de Bernard, du XIVᵉ siècle ; on y voit tours, machicoulis, salle monumentale avec inscriptions latines et quelques meubles de l'époque ; enfin dans un bahut quelques vieux compois et paperasses qui achèvent de se transformer en humus).

5º **Pied-Lafont,** par le Riou et retour par Jariès (750ᵐ). Vieille route de l'Echine d'Azé, jadis fréquentée par les muletiers du Vivarais, pins maritimes et châtaigniers séculaires, vues panoramiques de l'Enfer et du Paradis.

6º **Le Mézenc,** par St-Agrève (1.754ᵐ). Départ le lundi matin à 9 h. 1/2 et retour le mardi à 7 h. du soir.

La pêche, toujours miraculeuse, servira d'intermède. On trouve en abondance, les espèces suivantes : truites, barbeaux, chevesnes, drogans, goujons, ablettes, etc , etc. Le drogan est un poisson à chair excessivement fine, qui est très abondant dans l'Auzène, la Gluèyre et l'Orsane ; il en est de même des truites. Les novices et les rêveurs dirigeront leurs pas vers les rives enchanteresses de l'Orsane, bordées d'aulnes et enguirlandées de lianes et de chèvrefeuilles.

La chasse sera la distraction des touristes solides aux jarrets d'acier et capables de suivre les flancs escarpés des montagnes. Le pays est très giboyeux et les amateurs peuvent s'offrir les chasses au courant ou au chien d'arrêt. Les meilleures remises sont à Montagut, Combe-Noire, Le Crouzet, Danton, La Fargatte, Béranger et Reboulet. A St-Sauveur, les aveugles seuls reviennent bredouilles.

Par ce qui précède, on se rend bien compte, que St-Sauveur peut satisfaire tous les buveurs d'air, même les plus grincheux !

Aussi, considérons-nous cette charmante petite station comme le plus merveilleux centre-séjour qu'on puisse rêver.

A. C.

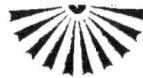

St·ÉTIENNE-DE-SERRES

Et la vallée d'Orsane

St-Étienne-de-Serres, semble un observatoire dressé sur les vallées d'Auzène et d'Orsane.

C'est une commune essentiellement agricole dont la population se trouve disséminée dans de petits villages épars. Le pays est très accidenté.

Au nord, la commune va toucher la Glueyre, vers le pont de Tizonnèche et l'Auzène la limite sur toute la longueur, au sud. Une petite rivière l'Orsane, qui va se jeter dans la Glueyre à St-Sauveur-de-Montagut, la traverse dans toute sa longueur. L'altitude varie de 300 à 900 mètres, avec une altitude moyenne de 500 mètres environ.

Son climat variable suivant l'altitude, est chaud et sec dans le fond des vallées, mais il est frais, tempéré et très agréable à flanc de coteau, surtout sur les versants exposés au nord.

Comme sites et curiosités nous devons mentionner l'église romane du chef-lieu et un manoir à tourelles, appelé le château de Bernard ; une source d'eau minérale, délicieuse à boire sur place et située dans un ravin très pittoresque, mais d'accès difficile ; une coulée de lave où l'on aperçoit des colonnes prismatiques très apparentes et d'une assez bonne longueur ; une montagne couverte de nombreux blocs de pierre, formant un entassement assez curieux et dominant un village qui en tire son nom : le Chier.

La commune est mise en relation avec St-Pierreville, avec St-Sauveur-de-Montagut (gare), avec la vallée d'Auzène et Privas par des routes praticables malgré quelques tournants un peu brusques.

Il y a dans la région, quelques auberges, restaurants, où le voyageur et le touriste, pas trop exigeants, pourraient loger et vivre d'une façon assez convenable.

Produits de la région, toujours excellents : beurre, laitage, poisson, gibier, fruits suivant la saison.

La localité produisait dès le milieu du XVIII⁰ siècle, la truffe, ou pomme de terre, et d'après un vieil écrit, c'est à St-Etienne-de-Serres qu'auraient poussé les premières pommes de terre du Vivarais.

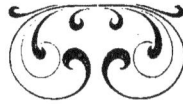

St-JULIEN-DU-GUA

Et la vallée d'Auzène

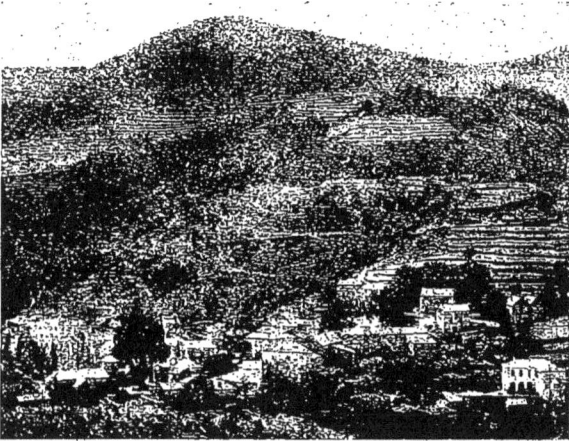

St-Julien-du-Gua. — Vue générale.

St-Julien-du-Gua est peuplé d'un peu plus de 800 habitants disséminés, comme dans toutes les communes de la région sur une grande étendue. L'agglomération la plus importante est celle du chef-lieu appelée communément « Le Gua ». (Le Gua, dérivatif de « Gué »), tire son nom d'un ancien gué existant sur la rivière d'Auzène, avant la construction du pont que traverse la route de St-Pierreville. Le Gua est un village de 250 habitants, situé au-dessus de la naissante Auzène, coquettement bâti sur le flanc d'un vallon riant, ombragé par des arbres fruitiers et entouré par de gigantesques châtaigniers dont la sombre verdure fait au village comme une ceinture d'émeraude !

De St-Julien-du-Gua, la vue est admirable. Elle s'étend au nord, à l'ouest et au sud jusqu'aux montagnes des Ronquilles, de Champ-de-Mars et de la Truche, dont l'altitude va de 1000 à 1200 mètres. Vers l'est, c'est-à-dire, dans le sens de la vallée, l'horizon s'élargit encore, et par un temps clair, on peut apercevoir les plus hautes cimes des Alpes.

Le village de St-Julien-du-Gua n'a rien de très curieux ; cependant on peut y voir une église dont la construction primitive remonterait à Charlemagne et sur une des places, un orme colossal planté, dit-on, sous la Révolution.

Au bas du village, coule l'Auzène. Elle roule doucement son eau fraîche et claire comme du cristal, entre deux rangées d'aulnes touffus, qui, rapprochés en certains endroits, forment un tunnel de verdure.

La vallée de l'Auzène, depuis sa source jusqu'au-dessous de La Pervenche, est de toute beauté. C'est sur les deux rives et sur une longueur de plus de 8 kilomètres, une prairie ininterrompue, formant en été le plus gracieux, le plus riche et le plus varié des parterres.

Le climat est un peu rude à St-Julien-du-Gua, il fait froid en hiver ; mais en été les ardeurs du soleil y sont tempérées par la brise des bois et pendant la belle saison, le séjour du village est très agréable.

Les environs du Gua abondent en sites aussi nombreux que variés et le touriste peut faire aux alentours des excursions qui ne sont nullement dépourvues de charme, ascensions du Champ-de-Mars, du mont La Truche, promenades à La Fayolle, à La Pervenche et au Pounard, véritable nid de verdure, au fond duquel coule « La Lithine ».

St-Julien-du-Gua est assez bien pourvu de voies de communication ; des routes carrossables le relient avec St-Pierreville, le chef-lieu de canton, avec St-Sauveur-de-Montagut, avec St-Joseph-les-Bancs, avec Mézilhac et Privas. Le Gua n'est éloigné que de 11 kilomètres de La Grange-Madame, c'est-à-dire de la ligne du tramway Privas-Aubenas-Vals.

St-Julien-du-Gua possède un bureau télégraphique et téléphonique.

Enfin, les touristes trouvent à St-Julien-du-Gua les hôtels Coulet et Maurel où une nourriture saine et abondante leur est servie à des prix très modérés.

* *
*

En terminant cette esquisse sur le canton de St-Pierreville, nous remercions les collaborateurs qui ont bien voulu, par les indications et les renseignements fournis, contribuer à donner le jour à la modeste brochure que nous faisons paraître.

Faire connaître son pays et lui faire acquérir la réputation à laquelle il a le droit de prétendre, est une œuvre à laquelle nous convions tous ceux qu'intéressent la propriété du sol natal, le Progrès avec toutes les améliorations qu'il fait éclore.

Docteur ROCHE.

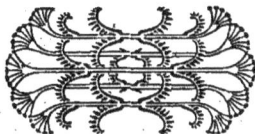

Les clichés qui illustrent le présent ouvrage sont dus à l'obligeance de M. Artige, éditeur à Aubenas (Ardèche).

TABLE DES GRAVURES

TABLE DES MATIÈRES

———·✘·———

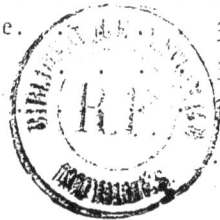

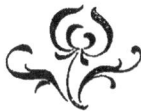

AUBENAS. -- IMPRIMERIE ARTIGE & TOURRETTE.

RENSEIGNEMENTS

SERVICES

AUTOBUS

Société Drôme-Ardèche, Valence à Marcols-les-Eaux, desservant : Valence, Soyons, Charmes, Beauchastel, Lavoulte-sur-Rhône, correspondance avec le P.-L.-M., St-Laurent-du-Pape, St–Fortunat, Dunières, Les Ollières, St-Sauveur-de-Montagut, correspondance avec le C. F. D. (Ligne de Lavoulte au Cheylard et St-Agrève), St-Pierreville, Albon, Marcols-les-Eaux.

Départ de Valence

(Place de la République)

7 heures matin 3 heures soir	Arrivée Marcols-les-Eaux	11 heures matin 7 heures soir

Départ de Marcols-les-Eaux

4 h. 30 matin 3 heures soir	Arrivée à Valence	8 h. 30 matin 7 heures soir

Chemins de fer départementaux

(**C. F. D.**), Lavoulte-s-Rhône, St–Sauveur-de-Montagut.

☙ ❧

Voitures

Service Valla : St-Sauveur-de-Montagut, St-Pierreville, Albon, Marcols-les-Eaux.

NOTA. — En ce qui concerne le service des Autobus, fonctionnant déjà très régulièrement, les modifications dans l'horaire et le nombre des voitures pouvant survenir, suivant les besoins et les circonstances, pendant la saison, seront portées par la direction à la connaissance des voyageurs et des touristes.

RENSEIGNEMENTS

(Suite)

———:o:———

MARCOLS-LES-EAUX

Hôtels : Des voyageurs, Vialle.
De l'Union, Chambonnet.
Du Commerce, Nury.

Affiliés au Touring-Club de France. Chambres confortables.
Pension de famille. Prix modérés.

ALBON

Hôtel : Des Voyageurs, Thérond.

SOURCES

Source Romaine. M. Cotta, propriétaire.
Source Salomon. M. Bresson,   id.
Source St-Janvier et du Lion. M. E. Luquet, propriétaire.

Entrée Libre. - Consommation gratuite. - Exportation.

St-PIERREVILLE

Hôtels : Du Commerce, Laforêt.
Des Voyageurs, Sabarot.
Restaurants : Brunel, Bertaud, Bourset, Ribes.
Médecin : Docteur Roche.
Pharmacie : Brugère.

ST-SAUVEUR-DE-MONTAGUT

Hôtels : Dejoux sœurs.
  Dupré.
  Alban.

Restaurants : Sautel, Bay et Palix.

Pharmacie : Lagoutte.

Sources minérales : Dupré, de St-Sauveur et Maléon.

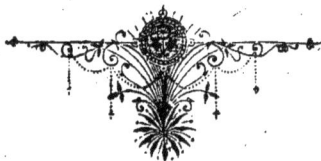

www.ingramcontent.com/pod-product-compliance
Lightning Source LLC
Chambersburg PA
CBHW071421200326
41520CB00014B/3513